INTRODUCTION

La maladie de Crohn est une affection inflammatoire chronique du système digestif qui peut affecter n'importe quelle partie du tube digestif, de la bouche à l'anus. Cette maladie auto-immune entraîne une inflammation persistante et souvent douloureuse, ainsi que des lésions dans la paroi intestinale. Les symptômes de la maladie de Crohn peuvent varier d'une personne à l'autre et peuvent inclure des douleurs abdominales, des diarrhées fréquentes, une perte de poids, de la fatigue et des problèmes nutritionnels.

Un aspect essentiel de la gestion de la maladie de Crohn est l'attention portée au régime alimentaire. Un régime alimentaire adapté peut contribuer à atténuer les symptômes et à améliorer la qualité de vie des personnes atteintes. Voici quelques principes généraux à prendre en compte dans le cadre d'un régime pour la maladie de Crohn :

1. Aliments faibles en fibres : Pendant les poussées actives, privilégiez les aliments peu riches en fibres tels que le pain blanc, le riz blanc, les pâtes raffinées et les légumes bien cuits sans peau.

2. Protéines maigres : Optez pour des sources de protéines

maigres comme la volaille, le poisson, les œufs et le tofu, car elles sont plus faciles à digérer que les viandes grasses ou fortement transformées.

3. Alternatives sans lactose : Certains individus atteints de la maladie de Crohn peuvent être intolérants au lactose ou avoir des difficultés à digérer les produits laitiers. Choisissez des alternatives sans lactose ou des produits laitiers sans lactose.

4. Limitez certains légumes et fruits : En période de poussée, il peut être conseillé de limiter ou d'éviter certains fruits et légumes riches en fibres, tels que les fruits crus, les légumes crus et les graines.

5. Petits repas fréquents : Préférez des repas plus petits et plus fréquents tout au long de la journée plutôt que des repas volumineux, ce qui peut soulager le système digestif.

6. Hydratation : Maintenez une bonne hydratation, bien que certaines boissons comme les sodas et celles riches en caféine puissent aggraver les symptômes et doivent éventuellement être limitées.

7. Compléments nutritifs : Selon les besoins individuels, votre professionnel de la santé peut recommander des compléments vitaminiques et minéraux pour corriger d'éventuelles carences.

Il est important de souligner que les recommandations alimentaires pour la maladie de Crohn peuvent varier en fonction des symptômes spécifiques, de l'historique médical et des réponses aux différents aliments.

CHAPITRE UN

La définition de la maladie de Crohn

La maladie de Crohn est une pathologie inflammatoire chronique du système digestif qui peut affecter n'importe quelle partie du tube digestif, du bout de la bouche à l'anus. Cette maladie auto-immune complexe est caractérisée par une inflammation persistante et récurrente de la paroi intestinale, provoquant une variété de symptômes souvent débilitants.

LA PHYSIOPATHOLOGIE DE LA MALADIE DE CROHN

La maladie de Crohn est caractérisée par une pathophysiologie complexe impliquant une inflammation chronique du tractus gastro-intestinal et des dysfonctionnements du système immunitaire. Examinaons de manière approfondie ces deux aspects clés :

Inflammation Chronique :

La caractéristique principale de la maladie de Crohn est une inflammation persistante et récurrente de la paroi du tube digestif. Cette inflammation peut affecter n'importe quelle partie du tractus gastro-intestinal, de la bouche à l'anus. Contrairement à d'autres troubles inflammatoires intestinaux, tels que la colite ulcéreuse, l'inflammation de la maladie de Crohn peut se produire de manière discontinue, formant des zones affectées alternant avec des zones saines. Cette inflammation chronique entraîne des symptômes tels que des douleurs abdominales, des diarrhées fréquentes, des ulcérations et des saignements intestinaux. Les mécanismes précis déclenchant cette inflammation ne sont pas entièrement compris, mais des facteurs génétiques, environnementaux et immunologiques contribuent probablement à son déclenchement et à sa persistance.

Dysfonctionnement du Système Immunitaire :

Dans la maladie de Crohn, le système immunitaire, qui normalement protège l'organisme contre les envahisseurs étrangers, réagit de manière inappropriée aux bactéries intestinales normales et autres substances présentes dans le tractus gastro-intestinal. Cette réaction anormale conduit à une activation excessive des cellules immunitaires, telles que les lymphocytes et les macrophages, provoquant une inflammation chronique. Les facteurs génétiques semblent jouer un rôle important dans la prédisposition à ces réponses immunitaires inappropriées. Les cytokines pro-inflammatoires, des protéines de signalisation produites par les cellules immunitaires, sont également surproduites, contribuant à l'inflammation persistante et aux dommages tissulaires.

LES SYMPTÔMES DE LA MALADIE DE CROHN

La maladie de Crohn présente une variété de symptômes qui peuvent affecter le système gastro-intestinal ainsi que d'autres parties du corps. Examinons de manière détaillée les symptômes de la maladie de Crohn, en les divisant en symptômes gastro-intestinaux et symptômes extraintestinaux :

Symptômes Gastro-Intestinaux :

Les symptômes gastro-intestinaux sont au cœur de la maladie de Crohn, reflétant l'inflammation chronique du tractus gastro-intestinal. Ces symptômes peuvent varier en intensité et en fréquence, et comprennent :

• Douleurs Abdominales : Une douleur abdominale souvent localisée du côté inférieur droit peut être ressentie. Elle résulte de l'inflammation et des ulcérations dans la paroi intestinale.

• Diarrhée : Les épisodes fréquents de selles liquides peuvent être accompagnés de sang, de mucus ou d'une augmentation de la fréquence des selles.

• Perte de Poids : En raison d'une absorption altérée des nutriments et de la réduction de l'appétit causée par la maladie.

• Fatigue : Liée à l'inflammation chronique, à la malabsorption des nutriments et aux troubles du sommeil associés.

• Nausées et Vomissements : Souvent observés, en particulier pendant les poussées actives de la maladie.

• Sténose Intestinale : Un rétrécissement de l'intestin peut se produire en raison de la formation de cicatrices, entraînant des obstructions intestinales et des symptômes tels que des crampes et des ballonnements.

Symptômes Extraintestinaux :

En plus des symptômes gastro-intestinaux, la maladie de Crohn peut également affecter d'autres parties du corps, conduisant à des symptômes extraintestinaux :

• Arthrite : Des douleurs articulaires et un gonflement peuvent survenir, affectant principalement les grandes articulations.

• Érythème Nodosum : Des nodules douloureux et rouges sous la peau, généralement sur les tibias.

• Problèmes Oculaires : Inflammation des yeux, provoquant rougeur, douleur et vision floue.

• Problèmes Cutanés : Lésions cutanées, ulcérations buccales et une augmentation de la sensibilité de la peau.

• Problèmes Hépatiques : Inflammation du foie, conduisant à une augmentation des enzymes hépatiques.

• Complications Rénales : Bien que plus rares, des problèmes rénaux peuvent survenir chez certains patients atteints de la maladie de Crohn.

LES TYPES DE LA MALADIE DE CROHN

La maladie de Crohn est une affection inflammatoire du système digestif qui peut présenter différentes manifestations en fonction de sa localisation et de son comportement. Deux classifications principales sont généralement utilisées pour décrire les types de la maladie de Crohn : la classification basée sur la localisation et celle basée sur le comportement.

Classification basée sur la Localisation : La classification basée sur la localisation identifie les différentes zones du tractus gastro-intestinal affectées par la maladie. Les types principaux comprennent :

• Iléal : Lorsque l'inflammation est principalement localisée dans la partie terminale de l'intestin grêle, appelée l'iléon. Les symptômes peuvent inclure des douleurs abdominales, une diarrhée et une perte de poids.

• Colique : L'inflammation est limitée au côlon (gros intestin). Les symptômes peuvent inclure des crampes abdominales, une diarrhée sanglante et une perte de poids.

• Ileocolique : Lorsque la maladie affecte à la fois l'iléon et le côlon. C'est le type le plus courant de la maladie de Crohn et peut présenter une gamme variée de symptômes gastro-intestinaux.

Classification basée sur le Comportement : La classification basée sur le comportement de la maladie de Crohn décrit les différents modèles de la maladie en fonction de son impact sur la structure intestinale. Les types principaux incluent :

• Inflammatoire : Caractérisé par une inflammation active de la paroi intestinale sans formation significative de cicatrices. Les symptômes incluent souvent des douleurs abdominales, une diarrhée et une perte de poids.

• Stricte : Implique la formation de cicatrices et le rétrécissement de la lumière intestinale, conduisant éventuellement à une obstruction. Les symptômes peuvent inclure des crampes abdominales et une réduction du nombre de selles.

• Pénétrant : Implique la formation de fistules ou de voies anormales entre les différentes parties du tube digestif ou avec d'autres organes. Cela peut entraîner des complications graves, telles que des abcès abdominaux.

LE DIAGNOSTIC DE LA MALADIE DE CROHN

Voici une note complète sur le processus de diagnostic :

Antécédents Médicaux : L'obtention d'une histoire médicale détaillée est une étape fondamentale dans le diagnostic de la maladie de Crohn. Le professionnel de la santé posera des questions sur les symptômes actuels et passés, la durée des symptômes, la fréquence des épisodes, la présence de facteurs déclenchants, les antécédents familiaux de maladies inflammatoires de l'intestin, les habitudes alimentaires, et d'autres informations pertinentes. Ces détails aident à orienter le processus de diagnostic et à exclure d'autres causes possibles des symptômes.

Tests Diagnostiques : Plusieurs tests peuvent être utilisés pour confirmer le diagnostic de la maladie de Crohn et évaluer son étendue et sa gravité. Les principaux tests diagnostiques comprennent :

• Endoscopie : Une endoscopie, telle que la coloscopie ou l'entéroscopie, permet à un professionnel de la santé d'examiner directement l'intérieur du tube digestif à l'aide d'un endoscope flexible. Cela permet de visualiser les signes d'inflammation, d'ulcérations et de prendre des échantillons de tissus pour une biopsie.

• Imagerie Médicale : Des techniques d'imagerie, telles que l'imagerie par résonance magnétique (IRM) ou la tomodensitométrie (TDM), peuvent être utilisées pour visualiser les structures internes du tractus gastro-intestinal. Ces tests aident à identifier les zones d'inflammation, les rétrécissements et les complications telles que les fistules ou les abcès.

• Analyses Sanguines : Des analyses sanguines peuvent être effectuées pour évaluer la présence d'inflammation, notamment en mesurant les niveaux de protéine C-réactive (CRP) et de sédimentation érythrocytaire (VS). Les analyses peuvent également aider à exclure d'autres conditions médicales et à évaluer les niveaux de certains nutriments.

• Calprotectine Fécale : La mesure de la calprotectine fécale peut fournir des informations sur l'inflammation dans le tractus gastro-intestinal. Des niveaux élevés peuvent indiquer une inflammation active.

• Biopsie : Lors d'une endoscopie, des échantillons de tissus (biopsies) peuvent être prélevés pour une analyse microscopique. Cela aide à confirmer le diagnostic et à différencier la maladie de Crohn d'autres affections similaires.

LE TRAITEMENT DE LA MALADIE DE CROHN

Voici une note détaillée sur ces approches :

A. Médicaments :

1. Anti-Inflammatoires :

• Aminosalicylates : Ces médicaments, tels que la mésalazine, réduisent l'inflammation dans le tractus gastro-intestinal. Ils sont souvent utilisés pour traiter les formes légères à modérées de la maladie.

• Corticoïdes : Les corticostéroïdes, tels que la prednisone, sont utilisés pour réduire l'inflammation plus rapidement, en particulier lors de poussées sévères. Cependant, leur utilisation à long terme peut entraîner des effets secondaires.

2. Immunosuppresseurs :

• Thiopurines : Azathioprine et 6-mercaptopurine sont des immunosuppresseurs qui modulent le système immunitaire pour réduire l'inflammation. Ils sont souvent utilisés chez les patients ne répondant pas aux aminosalicylates.

• Méthotrexate : Cet immunosuppresseur est parfois

prescrit, en particulier chez ceux qui ne répondent pas bien aux autres médicaments.

3. Biologiques :

• Anti-TNF : Les médicaments tels que l'infliximab, l'adalimumab et le certolizumab pegol ciblent une protéine appelée facteur de nécrose tumorale (TNF) pour réduire l'inflammation. Ils sont souvent utilisés chez les patients ne répondant pas aux autres traitements.

• Autres biologiques : Certains médicaments ciblent d'autres aspects du système immunitaire, comme l'ustekinumab et le vedolizumab.

B. Options Chirurgicales :

1. Strictureplastie : La strictureplastie est une intervention chirurgicale utilisée pour traiter les rétrécissements ou sténoses de l'intestin résultant de la maladie de Crohn. Elle implique la modification de la zone rétrécie pour améliorer le passage des matières alimentaires à travers l'intestin sans enlever une partie importante de l'intestin.

2. Résection : En cas de complications graves, comme des obstructions intestinales sévères ou des fistules, une résection chirurgicale peut être nécessaire. Cette procédure consiste à retirer la partie affectée de l'intestin et à reconnecter les segments intestinaux sains.

PRÉVENTION DE LA MALADIE DE CROHN

La maladie de Crohn est une affection inflammatoire chronique du système digestif dont la cause précise reste inconnue. Bien qu'il n'existe pas de moyen absolu de prévenir la survenue de la maladie de Crohn, certaines mesures peuvent contribuer à réduire les risques et à promouvoir la santé digestive globale. Voici quelques conseils pour la prévention de la maladie de Crohn :

1. Adoption d'un Mode de Vie Sain :

• Maintenir un poids corporel sain en pratiquant une alimentation équilibrée et en faisant de l'exercice régulièrement.

• Éviter le tabagisme, car le tabac est un facteur de risque bien établi pour la maladie de Crohn.

2. Gestion du Stress :

• Apprendre et appliquer des techniques de gestion du stress, telles que la méditation, le yoga, ou la relaxation, pour réduire la pression psychologique sur le système digestif.

3. Alimentation Équilibrée :

• Adopter une alimentation riche en fibres, fruits, légumes et grains entiers, tout en évitant les excès de matières grasses et de sucres ajoutés.

• Maintenir une hydratation adéquate en buvant suffisamment d'eau tout au long de la journée.

4. Éviter les Antibiotiques Inutiles :

• Utiliser les antibiotiques uniquement lorsque cela est médicalement nécessaire, car une utilisation excessive peut perturber l'équilibre naturel de la flore intestinale.

5. Suivi Médical Régulier :

• Consulter régulièrement un professionnel de la santé pour des bilans de santé et des examens réguliers, surtout en présence de symptômes gastro-intestinaux persistants.

6. Facteurs Génétiques :

• Si des antécédents familiaux de la maladie de Crohn sont présents, discuter avec un professionnel de la santé pour évaluer les risques potentiels et envisager des mesures préventives adaptées.

MODIFICATIONS DE STYLE DE VIE

Voici une note complète sur deux aspects essentiels des modifications du mode de vie:

1. Gestion du Stress : La maladie de Crohn est susceptible d'être influencée par le stress, et la gestion efficace du stress peut contribuer à atténuer les symptômes. Voici des stratégies de gestion du stress :

• Techniques de Relaxation : La pratique régulière de la méditation, de la respiration profonde et de la relaxation musculaire peut aider à réduire le niveau de stress.

• Activités Relaxantes : Engagez-vous dans des activités qui procurent du plaisir et de la détente, telles que la lecture, la musique, la peinture ou le jardinage.

• Activité Physique : L'exercice régulier est un excellent moyen de réduire le stress. Que ce soit la marche, le yoga, la natation ou d'autres activités physiques modérées, l'essentiel est de choisir des activités qui conviennent à votre condition physique.

• Gestion du Temps : Organisez votre emploi du temps de manière réaliste pour éviter le surmenage, et accordez-vous des périodes de repos.

• Soutien Psychologique : La thérapie cognitivo-comportementale ou le soutien psychologique peuvent aider à développer des stratégies de gestion du stress et à faire face aux défis émotionnels associés à la maladie.

2. Activité Physique : L'exercice physique régulier peut apporter de nombreux avantages aux personnes atteintes de la maladie de Crohn, à condition d'adapter l'intensité en fonction de la condition individuelle. Voici comment l'activité physique peut être bénéfique :

• Renforcement du Système Immunitaire : L'exercice modéré renforce le système immunitaire, ce qui peut être particulièrement bénéfique pour les personnes atteintes de maladies auto-immunes comme la maladie de Crohn.

• Amélioration de la Fonction Digestive : L'activité physique régulière peut favoriser la motilité intestinale, contribuant ainsi à un meilleur fonctionnement du système digestif.

• Gestion du Poids : Maintenir un poids santé est important pour la gestion de la maladie de Crohn. L'exercice aide à réguler le poids en brûlant des calories et en favorisant un équilibre énergétique positif.

• Bien-Être Mental : L'activité physique libère des endorphines, des substances chimiques du cerveau qui procurent une sensation de bien-être, aidant ainsi à gérer le stress et l'anxiété associés à la maladie.

• Consultation Médicale : Avant de commencer un programme d'exercices, il est important de consulter votre professionnel de la santé pour vous assurer que l'activité physique est adaptée à votre état de santé et à vos besoins spécifiques.

CHAPITRE DEUX

Régime alimentaire de la maladie de Crohn

La maladie de Crohn est une condition inflammatoire chronique du système digestif, et le choix d'un régime alimentaire approprié peut jouer un rôle important dans la gestion des symptômes et le maintien d'une qualité de vie optimale.

L'IMPORTANCE DE L'ALIMENTATION DANS LA GESTION DE LA MALADIE DE CROHN

L'alimentation joue un rôle crucial dans la gestion de la maladie de Crohn, une maladie inflammatoire chronique du système digestif. Un régime alimentaire approprié peut contribuer à atténuer les symptômes, à améliorer la qualité de vie et à favoriser une gestion plus efficace de la maladie. Voici une note complète sur l'importance du régime alimentaire dans la prise en charge de la maladie de Crohn:

Rôle Fondamental du Régime Alimentaire dans la Maladie de Crohn :

1. Réduction des Symptômes Gastro-Intestinaux :

• Évitement des Aliments Irritants : Certains aliments peuvent aggraver les symptômes de la maladie de Crohn, notamment ceux riches en fibres, en épices et en matières grasses. Un régime alimentaire adapté peut contribuer à réduire l'inflammation et à minimiser les inconforts gastro-intestinaux.

• Soulagement de la Diarrhée : En modérant la consommation de fibres insolubles et en privilégiant des aliments faciles à digérer, on peut réduire la fréquence et l'intensité de la diarrhée.

• Optimisation de la Nutrition : Un régime adapté aide à maintenir une nutrition adéquate, compensant les pertes nutritionnelles potentielles dues à la maladie.

2. Promotion de la Santé Intestinale :

• Favoriser l'Équilibre de la Flore Intestinale : Certains aliments probiotiques, tels que les yaourts, peuvent contribuer à maintenir un équilibre sain de la flore intestinale, ce qui est bénéfique pour la santé digestive.

• Réduction de l'Inflammation : Certains nutriments anti-inflammatoires, tels que les acides gras oméga-3 présents dans les poissons gras, peuvent contribuer à réduire l'inflammation dans le tractus gastro-intestinal.

3. Prévention des Carences Nutritionnelles :

• Maintien d'un Poids Santé : La maladie de Crohn peut entraîner une perte de poids involontaire. Un régime adapté peut aider à maintenir un poids santé en fournissant les calories et les nutriments nécessaires.

• Gestion des Carences : Certains patients peuvent être sujets à des carences nutritionnelles, notamment en fer, en calcium et en vitamines. Un régime soigneusement planifié peut contribuer à prévenir ces carences.

4. Adaptation Personnalisée :

• Individualisation du Régime : Chaque individu réagit différemment aux aliments, et il est donc essentiel d'adapter le régime en fonction des besoins spécifiques de chaque personne. Un suivi régulier avec un diététicien ou un professionnel de la santé est important pour ajuster le régime en fonction de l'évolution de la maladie.

5. Amélioration de la Qualité de Vie :

• Gestion des Symptômes Non Gastro-Intestinaux : Certains aspects du régime, tels que la gestion de l'hydratation et le choix d'aliments faciles à digérer, peuvent également aider à atténuer les symptômes non gastro-intestinaux, comme la fatigue et les problèmes cutanés.

DIRECTIVES DIÉTÉTIQUES GÉNÉRALES POUR LA MALADIE DE CROHN

La gestion de la maladie de Crohn à travers des choix alimentaires appropriés est essentielle pour atténuer les symptômes et favoriser la santé digestive. Voici des directives diététiques générales :

A. Régime à Faible Résidu :

• Définition : Un régime à faible résidu limite la consommation d'aliments riches en fibres insolubles, ce qui peut aider à réduire la fréquence des selles et à atténuer les symptômes de la maladie de Crohn.

• Aliments Autorisés : Riz blanc, pâtes, œufs, viandes bien cuites, fruits et légumes cuits et pelés.

• Aliments Évités : Fruits et légumes crus, grains entiers, noix, graines et certains légumes crucifères.

B. Repas Petits et Fréquents :

• Avantages : Opter pour des repas plus petits et plus

fréquents tout au long de la journée peut réduire la charge digestive, minimiser les risques de surdistension intestinale et améliorer la tolérance alimentaire.

C. Aliments Déclencheurs à Éviter :

1. Aliments Riches en Fibres : Limiter les aliments riches en fibres insolubles, tels que les légumes crus, les fruits à peau épaisse et les grains entiers.

2. Aliments Épicés : Éviter les aliments épicés qui peuvent irriter le tractus gastro-intestinal.

3. Produits Laitiers : Certains individus peuvent bénéficier de la limitation des produits laitiers, en particulier s'ils sont intolérants au lactose.

4. Aliments Gras ou Frits : Réduire la consommation d'aliments gras ou frits, car ils peuvent être difficiles à digérer.

D. Aliments Nutritifs :

1. Protéines Maigres : Favoriser les sources de protéines maigres telles que la volaille, le poisson, les œufs et le tofu.

2. Légumes Cuits sans Peau : Privilégier les légumes cuits sans peau pour minimiser la teneur en fibres.

3. Fruits Pelés : Opter pour des fruits pelés et cuits pour réduire la charge en fibres.

4. Pain Blanc et Pâtes Raffinées : Choisir des produits à base de farine blanche plutôt que des céréales complètes.

E. Importance de l'Hydratation :

• Hydratation Adéquate : Maintenir une hydratation suffisante est crucial, surtout en cas de diarrhée fréquente. Boire de l'eau régulièrement peut aider à prévenir la déshydratation.

F. Plans Alimentaires Personnalisés :

1. Collaboration avec un Diététicien Agréé : Travailler en étroite collaboration avec un diététicien peut aider à élaborer un plan alimentaire adapté aux besoins spécifiques de chaque individu.

2. Tenir un Journal Alimentaire : Noter les aliments consommés et les réactions observées dans un journal alimentaire peut aider à identifier les déclencheurs spécifiques et à personnaliser le régime.

SUPPLÉMENTS NUTRITIONNELS DANS LA MALADIE DE CROHN

La maladie de Crohn peut entraîner des déficiences nutritionnelles en raison de l'inflammation intestinale, de la malabsorption des nutriments et des restrictions alimentaires. L'utilisation de suppléments peut être essentielle pour prévenir ces carences et favoriser une santé optimale. Voici une note complète sur les suppléments dans la maladie de Crohn:

A. Déficiences Nutritionnelles dans la Maladie de Crohn :

• Causes : L'inflammation intestinale constante, la diminution de l'absorption des nutriments et les restrictions alimentaires peuvent conduire à des déficiences nutritionnelles chez les personnes atteintes de la maladie de Crohn.

• Déficiences Courantes : Les carences en vitamines, minéraux et autres nutriments tels que la vitamine D, le fer, le calcium, la vitamine B12 et l'acide folique sont fréquentes.

B. Suppléments Couramment Prescrits :

1. Vitamine D :

• Rôle : La vitamine D est essentielle pour la santé osseuse, le système immunitaire et la fonction musculaire.

• Prescription : Les personnes atteintes de la maladie de Crohn peuvent être à risque de carence en vitamine D en raison de l'absorption réduite dans l'intestin. Des suppléments de vitamine D peuvent être prescrits pour maintenir des niveaux adéquats.

2. Fer :

• Rôle : Le fer est crucial pour la formation des globules rouges et la prévention de l'anémie.

• Prescription : L'inflammation intestinale peut entraîner une mauvaise absorption du fer. Les suppléments de fer peuvent être nécessaires pour corriger les niveaux et prévenir l'anémie ferriprive.

3. Calcium :

• Rôle : Le calcium est essentiel pour la santé des os et des dents, ainsi que pour la fonction musculaire et nerveuse.

• Prescription : Les personnes atteintes de la maladie de Crohn, en particulier celles évitant les produits laitiers en raison de l'intolérance au lactose, peuvent nécessiter des suppléments de calcium pour maintenir des niveaux adéquats.

C. Importance de la Consultation Médicale :

• Surveillance Régulière : La gestion des suppléments doit être réalisée en consultation avec un professionnel de la santé qui peut surveiller les niveaux de nutriments et ajuster les dosages en conséquence.

• Éviter l'Automédication : L'automédication en matière

de suppléments peut entraîner des déséquilibres nutritionnels indésirables. Il est essentiel de suivre les recommandations médicales.

D. Note Importante :

• Personnalisation des Besoins : Les besoins en suppléments varient d'une personne à l'autre. Une évaluation approfondie des niveaux de nutriments et une personnalisation des dosages sont nécessaires pour répondre aux besoins spécifiques de chaque individu.

PLANS DE REPAS EXEMPLAIRES POUR LA MALADIE DE CROHN

L'élaboration de plans de repas pour la maladie de Crohn nécessite une approche personnalisée, tenant compte des préférences individuelles et de la tolérance alimentaire. Voici des exemples de plans de repas pour plusieurs jours, adaptés aux besoins nutritionnels spécifiques associés à la maladie de Crohn :

Jour 1 :

Petit Déjeuner :

Bol de flocons d'avoine cuits avec du lait sans lactose, garni de bananes en tranches.

Thé vert ou café doux.

Collation du Matin :

Un yaourt probiotique naturel sans sucre ajouté.

Déjeuner :

Wrap de dinde grillée avec des légumes cuits (courgettes, carottes) et une sauce à base de yaourt.

Quinoa cuit en accompagnement.

• Pommes cuites au four avec une pincée de cannelle.

Collation de l'Après-midi :

Une poignée de noix ou d'amandes.

Dîner :

Saumon grillé avec une purée de pommes de terre.

• Asperges cuites à la vapeur.

• Compote de pommes sans sucre ajouté en dessert.

Jour 2 :

Petit Déjeuner :

Smoothie à base de bananes, de fraises et de yaourt sans lactose.

Pain blanc grillé.

Collation du Matin :

Une orange.

Déjeuner :

Salade de poulet grillé avec des feuilles de laitue, des tomates et des concombres.

Quinoa ou riz blanc en accompagnement.

Melon en dessert.

Collation de l'Après-midi :

Un verre de lait d'amande.

Dîner :

Pâtes à base de farine blanche avec une sauce à la tomate légère.

Poulet rôti avec des légumes cuits (poivrons, courgettes).

• Compote de poires sans sucre ajouté en dessert.

Jour 3 :

Petit Déjeuner :

Crêpes à base de farine de riz avec du sirop d'érable.

Infusion de menthe poivrée.

Collation du Matin :

Un petit bol de compote de pommes sans sucre ajouté.

Déjeuner :

Salade de thon avec des épinards, des œufs durs et des tomates.

Pommes de terre en purée.

Kiwi en dessert.

Collation de l'Après-midi :

Un verre de jus d'orange frais dilué avec de l'eau.

Dîner :

Poitrine de poulet grillée avec du riz blanc.

Légumes cuits au four (aubergines, tomates, poivrons).

• Une compote de pêches sans sucre ajouté.

CHAPITRE TROIS

Recettes pour un régime
faible en résidus

Soupe de Poulet et de Riz

Description du Repas : Une délicieuse soupe réconfortante, équilibrée et pleine de saveurs, parfaite pour les journées fraîches ou lorsque vous avez besoin d'un plat nourrissant. La combinaison de poulet maigre, de riz tendre et de légumes savoureux en fait un repas satisfaisant.

Ingrédients :

- 1 poitrine de poulet, cuite et coupée en petits morceaux

- 1 tasse de riz blanc, cuit

- 1 oignon, haché

- 2 carottes, coupées en dés

- 2 branches de céleri, coupées en dés

- 2 gousses d'ail, émincées

- 1 litre de bouillon de poulet, faible en sodium

- 2 feuilles de laurier

- 1 cuillère à café de thym séché

- Sel et poivre, selon le goût

- Persil frais, haché (pour la garniture)

Instructions :

1. Dans une grande casserole, faire revenir l'oignon, les carottes, le céleri et l'ail dans un peu d'huile d'olive jusqu'à ce qu'ils soient tendres.

2. Ajouter le poulet cuit et mélanger pendant quelques minutes jusqu'à ce qu'il soit bien incorporé aux légumes.

3. Verser le bouillon de poulet dans la casserole et ajouter les feuilles de laurier, le thym, le sel et le poivre. Amener le mélange à ébullition, puis réduire le feu et laisser mijoter pendant 15 à 20 minutes.

4. Ajouter le riz cuit à la soupe et laisser mijoter pendant encore 5 minutes pour permettre au riz de s'imprégner des saveurs.

5. Retirer les feuilles de laurier, ajuster l'assaisonnement selon le goût, et servir la soupe bien chaude. Garnir chaque portion de persil frais haché.

Informations Nutritionnelles par Portion :

• Calories : 200 calories

• Protéines : 20 g

• Glucides : 25 g

• Lipides : 3 g

• Fibres : 3 g

PURÉE DE POMMES DE TERRE

Description du Repas : Une purée de pommes de terre crémeuse et savoureuse, idéale en accompagnement de divers plats principaux. Simple à préparer et toujours appréciée, cette purée de pommes de terre est un classique réconfortant.

Ingrédients :

• 4 grosses pommes de terre, pelées et coupées en morceaux

• 1/2 tasse de lait (entier ou faible en gras)

• 2 cuillères à soupe de beurre

• Sel et poivre, selon le goût

• Persil frais, haché (pour la garniture, facultatif)

Instructions :

1. Placer les morceaux de pommes de terre dans une grande casserole d'eau salée. Porter à ébullition et laisser cuire jusqu'à ce que les pommes de terre soient tendres lorsqu'elles sont percées avec une fourchette (environ 15-20 minutes).

2. Égoutter les pommes de terre cuites et les transférer dans un grand bol.

3. Ajouter le lait et le beurre aux pommes de terre. Utiliser

un presse-purée ou un fouet pour écraser les pommes de terre et mélanger les ingrédients jusqu'à l'obtention d'une consistance lisse.

4. Assaisonner la purée de sel et de poivre selon vos préférences. Continuer à mélanger jusqu'à l'obtention de la consistance désirée.

5. Garnir de persil frais haché si désiré, et servir la purée de pommes de terre bien chaude en accompagnement de vos plats préférés.

Conseils :

• Pour une purée plus légère, vous pouvez utiliser du lait faible en gras.

• Ajoutez de l'ail écrasé ou du fromage râpé pour des variations de saveurs.

Informations Nutritionnelles (pour une portion) :

• Calories : 150 calories

• Protéines : 2 g

• Glucides : 30 g

• Lipides : 3 g

• Fibres : 3 g

POULET AU FOUR

Description du Repas : Des poitrines de poulet juteuses, tendres et savoureuses, cuites au four avec des assaisonnements simples. Ce plat polyvalent est parfait pour un repas sain et délicieux.

Ingrédients :

• 4 poitrines de poulet, désossées et sans peau

• 2 cuillères à soupe d'huile d'olive

• 1 cuillère à café de paprika

• 1 cuillère à café d'ail en poudre

• 1 cuillère à café d'origan séché

• 1 cuillère à café de sel

• 1/2 cuillère à café de poivre noir

• Jus de citron (facultatif, pour la garniture)

• Persil frais, haché (pour la garniture)

Instructions :

1. Préchauffez le four à 200°C.

2. Assurez-vous que les poitrines de poulet sont propres et bien asséchées. Badigeonnez-les avec de l'huile d'olive des deux côtés.

3. Dans un petit bol, mélangez le paprika, l'ail en poudre, l'origan, le sel et le poivre.

4. Saupoudrez le mélange d'assaisonnements sur les deux côtés des poitrines de poulet, en veillant à bien les enrober.

5. Placez les poitrines de poulet assaisonnées sur une plaque de cuisson préalablement graissée.

6. Cuisez au four pendant environ 20 à 25 minutes, ou jusqu'à ce que le poulet atteigne une température interne de 74°C.

7. Si désiré, arrosez les poitrines de poulet avec un peu de jus de citron frais juste avant de servir, et garnissez de persil haché.

8. Servez les poitrines de poulet au four avec vos accompagnements préférés.

Conseils :

• Vous pouvez mariner le poulet dans les assaisonnements pendant quelques heures avant la cuisson pour une saveur plus intense.

• Ajoutez des légumes sur la plaque de cuisson pour une option de repas tout-en-un.

Informations Nutritionnelles (pour une portion) :

• Calories : 200 calories

• Protéines : 25 g

• Glucides : 1 g

• Lipides : 10 g

• Fibres : 0 g

PÂTES À L'HUILE D'OLIVE ET PARMESAN

Description du Repas : Un plat de pâtes simple et délicieux, rehaussé par l'huile d'olive parfumée et le parmesan râpé. Rapide à préparer, cette recette met en valeur la simplicité des ingrédients de qualité.

Ingrédients :

• 250 g de pâtes (de votre choix)

• 3 cuillères à soupe d'huile d'olive extra vierge

• 2 gousses d'ail, finement hachées

• 1/2 cuillère à café de flocons de piment rouge (facultatif, pour un peu de piquant)

• Sel et poivre, selon le goût

• 1/2 tasse de parmesan frais, râpé

• Persil frais, haché (pour la garniture)

Instructions :

1. Faites cuire les pâtes dans une grande casserole d'eau salée selon les instructions sur l'emballage jusqu'à ce qu'elles soient al dente. Égouttez-les, en réservant une tasse d'eau de cuisson.

2. Dans une grande poêle, chauffez l'huile d'olive à feu moyen. Ajoutez l'ail et les flocons de piment rouge (si utilisés) et faites-les revenir pendant 1 à 2 minutes, jusqu'à ce que l'ail soit légèrement doré.

3. Ajoutez les pâtes cuites à la poêle. Remuez pour bien enrober les pâtes d'huile d'olive et d'ail. Si nécessaire, ajoutez un peu d'eau de cuisson réservée pour obtenir une consistance plus crémeuse.

4. Assaisonnez les pâtes avec du sel et du poivre selon votre goût.

5. Ajoutez le parmesan râpé et remuez jusqu'à ce qu'il soit bien fondu et que les pâtes soient uniformément enrobées.

6. Garnissez de persil frais haché juste avant de servir.

Conseils :

• Utilisez une bonne qualité d'huile d'olive extra vierge pour intensifier la saveur.

• Variez en ajoutant des tomates cerises coupées en deux ou des épinards sautés pour plus de couleur et de nutriments.

Informations Nutritionnelles (pour une portion) :

• Calories : 350 calories

• Protéines : 12 g

• Glucides : 45 g

• Lipides : 14 g

• Fibres : 2 g

COMPOTE DE POMMES

Description du Repas : Une compote de pommes maison, délicieusement sucrée et parfumée, parfaite en accompagnement ou comme ingrédient polyvalent dans diverses recettes.

Ingrédients :

• 4 à 5 pommes (variété de votre choix), pelées, épépinées et coupées en morceaux

• 1/4 de tasse d'eau

• 2 cuillères à soupe de sucre (ajustez selon vos préférences)

• 1 cuillère à café de cannelle (facultatif)

Instructions :

1. Placez les morceaux de pommes dans une casserole avec de l'eau.

2. Faites cuire à feu moyen jusqu'à ce que les pommes soient tendres, en remuant occasionnellement. Cela prend généralement environ 15-20 minutes.

3. Écrasez les pommes à l'aide d'une fourchette ou d'un presse-purée pour obtenir la consistance désirée.

4. Ajoutez le sucre et la cannelle (si utilisée), puis mélangez bien. Goûtez et ajustez la quantité de sucre selon vos

préférences.

5. Continuez à cuire la compote à feu doux pendant quelques minutes pour que les saveurs se mélangent.

6. Retirez du feu et laissez refroidir avant de transférer dans un récipient hermétique.

Conseils :

• Variez les variétés de pommes pour obtenir une combinaison de saveurs.

• Ajoutez une pincée de noix de muscade pour une saveur supplémentaire.

Informations Nutritionnelles (pour une portion) :

• Calories : 80 calories

• Protéines : 0 g

• Glucides : 22 g

• Lipides : 0 g

• Fibres : 3 g

SANDWICH AU BEURRE DE CACAHUÈTE CRÉMEUX

Description du Repas : Un sandwich classique au beurre de cacahuète, délicieusement crémeux, parfait pour un déjeuner rapide et satisfaisant.

Ingrédients :

- 2 tranches de pain complet

- 2 cuillères à soupe de beurre de cacahuète crémeux

- 1 à 2 cuillères à café de miel (facultatif)

- Tranches de banane (facultatif)

- Pincée de sel (facultatif)

Instructions :

1. Disposez les tranches de pain sur une surface de travail propre.

2. À l'aide d'une cuillère, étalez généreusement le beurre de cacahuète sur une des tranches de pain. Si vous aimez, ajoutez du miel pour une touche sucrée.

3. Pour un ajout de fraîcheur, ajoutez des tranches de

banane sur le beurre de cacahuète.

4. Saupoudrez éventuellement d'une pincée de sel pour équilibrer les saveurs.

5. Placez la deuxième tranche de pain sur le dessus pour former le sandwich.

6. Vous pouvez le déguster tel quel ou le couper en deux pour des portions plus petites.

Conseils :

• Variez en ajoutant des fruits frais comme des tranches de fraises ou de pommes.

• Pour une version plus rassasiante, ajoutez une fine couche de graines de chia ou de graines de lin.

Informations Nutritionnelles (pour un sandwich) :

• Calories : 350 calories

• Protéines : 10 g

• Glucides : 40 g

• Lipides : 18 g

• Fibres : 5 g

RIZ BLANC AVEC POULET GRILLÉ

Description du Repas : Un plat simple et délicieux combinant du riz blanc léger et moelleux avec du poulet grillé parfaitement assaisonné. Équilibré et satisfaisant, ce repas est facile à préparer et convient à toutes les occasions.

Ingrédients :

- 1 tasse de riz blanc

- 2 tasses d'eau

- 2 poitrines de poulet, désossées et sans peau

- 2 cuillères à soupe d'huile d'olive

- Jus de citron (pour la marinade)

- 1 cuillère à café de paprika

- 1 cuillère à café d'ail en poudre

- Sel et poivre, selon le goût

- Persil frais, haché (pour la garniture)

Instructions :

1. Rincer le riz à l'eau froide jusqu'à ce que l'eau soit claire. Cuire le riz selon les instructions sur l'emballage.

2. Pendant que le riz cuit, préparer la marinade pour le poulet. Dans un bol, mélanger l'huile d'olive, le jus de

citron, le paprika, l'ail en poudre, le sel et le poivre.

3. Badigeonner les poitrines de poulet avec la marinade et laisser reposer pendant au moins 15 minutes.

4. Préchauffez le gril à feu moyen-élevé. Grillez les poitrines de poulet pendant environ 6-8 minutes de chaque côté, ou jusqu'à ce qu'elles soient bien cuites.

5. Une fois le riz cuit, fluffez-le avec une fourchette et servez-le dans des assiettes.

6. Disposez les poitrines de poulet grillées sur le dessus du riz.

7. Garnissez avec du persil frais haché pour une touche de fraîcheur.

Conseils :

• Ajoutez des légumes grillés, tels que des poivrons ou des courgettes, pour un repas encore plus équilibré.

• Servez avec une sauce à l'ail ou au citron pour plus de saveurs.

Informations Nutritionnelles (pour une portion) :

• Calories : 400 calories

• Protéines : 30 g

• Glucides : 40 g

• Lipides : 15 g

• Fibres : 2 g

FROMAGE COTTAGE

Description du Repas : Le fromage cottage, frais et onctueux, est une option polyvalente pour les collations ou les repas légers. Il peut être dégusté seul ou associé à une variété d'ingrédients pour créer des plats savoureux et nutritifs.

Idées de Consommation :

1. Collation Saine :

• Une portion de fromage cottage.

• Des tranches de concombre ou de carottes pour la trempette.

• Une pincée de poivre noir pour l'assaisonnement.

2. Petit Déjeuner Énergétique :

• Fromage cottage mélangé avec des fruits frais comme des baies ou des tranches de kiwi.

• Une cuillère à soupe de graines de chia pour un apport en fibres.

• Un filet de miel pour une touche sucrée.

3. Salade Protéinée :

• Ajoutez des cuillerées de fromage cottage à une salade verte pour une dose de protéines.

• Mélangez avec des légumes croquants et des noix pour une texture variée.

4. Wraps ou Sandwichs :

• Étalez du fromage cottage sur une tortilla ou du pain.

• Ajoutez des légumes frais, des tranches de dinde ou de poulet, et des herbes pour un repas léger et savoureux.

5. Dessert Léger :

• Fromage cottage mélangé avec de la vanille et des fraises.

• Saupoudrez de pépites de chocolat noir pour une touche indulgente.

6. Smoothie Protéiné :

• Incorporer du fromage cottage dans un smoothie avec des fruits, du yaourt et un peu de miel.

• Ajoutez des glaçons pour une texture rafraîchissante.

Informations Nutritionnelles (pour une portion de 1/2 tasse) :

• Calories : 100 calories

• Protéines : 14 g

• Glucides : 6 g

• Lipides : 2.5 g

• Fibres : 0 g

SMOOTHIE À LA BANANE

Description du Smoothie : Un smoothie rafraîchissant et crémeux à la banane, parfait pour une collation nutritive ou un petit déjeuner énergique.

Ingrédients :

• 2 bananes mûres, pelées et coupées en morceaux

• 1 tasse de yaourt nature (yaourt grec pour une texture plus épaisse)

• 1/2 tasse de lait (lait d'amande, lait de soja, ou autre lait de votre choix)

• 1 cuillère à soupe de miel (facultatif, selon la douceur désirée)

• 1/2 cuillère à café d'extrait de vanille

• Une poignée de glaçons (facultatif)

Instructions :

1. Placez les morceaux de banane dans le blender.

2. Ajoutez le yaourt nature, le lait, le miel (si utilisé), et l'extrait de vanille.

3. Si vous souhaitez une consistance plus froide, ajoutez une poignée de glaçons.

4. Mélangez le tout à haute vitesse jusqu'à obtention d'une

texture lisse et crémeuse.

5. Goûtez et ajustez la douceur en ajoutant du miel si nécessaire.

6. Versez le smoothie dans un verre et dégustez immédiatement.

Conseils :

• Ajoutez une cuillère à soupe de beurre d'amande pour une saveur riche et une dose supplémentaire de protéines.

• Saupoudrez de graines de chia ou de graines de lin pour un apport en fibres.

Informations Nutritionnelles (pour une portion) :

• Calories : 250 calories

• Protéines : 7 g

• Glucides : 50 g

• Lipides : 3 g

• Fibres : 4 g

OEUFS BROUILLÉS

Description du Repas : Des œufs brouillés moelleux et délicatement assaisonnés, une option simple et rapide pour un petit déjeuner savoureux.

Ingrédients :

• 3 œufs

• 2 cuillères à soupe de lait

• Sel et poivre, selon le goût

• 1 cuillère à soupe de beurre

• Herbes fraîches (ciboulette, persil) pour la garniture (facultatif)

Instructions :

1. Casser les œufs dans un bol. Ajouter le lait, le sel et le poivre.

2. Battre les œufs à l'aide d'une fourchette ou d'un fouet jusqu'à ce que le mélange soit homogène.

3. Dans une poêle antiadhésive, faire fondre le beurre à feu moyen.

4. Verser les œufs battus dans la poêle chauffée.

5. Laisser les œufs reposer quelques instants sans les remuer, puis commencer à remuer délicatement à l'aide d'une spatule.

6. Continuer à remuer doucement et régulièrement pour

éviter que les œufs ne collent à la poêle. Ils devraient former des morceaux moelleux.

7. Retirer la poêle du feu dès que les œufs ont atteint la consistance désirée. Ils continueront à cuire un peu même hors du feu en raison de la chaleur résiduelle.

8. Garnir avec des herbes fraîches si vous le souhaitez.

Conseils :

• Ajoutez du fromage râpé, des tomates cerises coupées en deux ou des épinards pour des variations de saveurs.

• Servez les œufs brouillés sur du pain grillé pour un petit déjeuner plus consistant.

Informations Nutritionnelles (pour une portion) :

• Calories : 200 calories

• Protéines : 12 g

• Glucides : 1 g

• Lipides : 16 g

• Fibres : 0 g

CRÈME DE RIZ

Description du Repas : Un petit déjeuner réconfortant et facile à digérer, la crème de riz est une option délicieuse pour commencer la journée.

Ingrédients :

• 1/2 tasse de crème de riz

• 2 tasses de lait (de vache, lait d'amande, ou autre lait de votre choix)

• Une pincée de sel

• Sucre, miel, ou édulcorant (facultatif)

• Garnitures au choix : cannelle, fruits frais, noix, raisins secs

Instructions :

1. Dans une casserole, mélangez la crème de riz et le lait. Ajoutez une pincée de sel.

2. Placez la casserole sur feu moyen et remuez constamment pour éviter les grumeaux.

3. Laissez la crème de riz mijoter à feu doux pendant environ 10 à 15 minutes, ou jusqu'à ce qu'elle atteigne la consistance désirée. N'oubliez pas de remuer fréquemment.

4. Si la crème de riz devient trop épaisse, vous pouvez ajouter un peu plus de lait pour ajuster la consistance.

5. Une fois cuite, retirez la casserole du feu. Sucrez selon votre goût avec du sucre, du miel ou un édulcorant.

6. Servez la crème de riz dans des bols et garnissez-la avec des choix tels que la cannelle, des fruits frais, des noix, ou des raisins secs.

Conseils :

• Ajoutez une pincée de cannelle pour une saveur chaleureuse.

• Essayez différentes combinaisons de fruits pour varier les textures et les saveurs.

Informations Nutritionnelles (pour une portion) :

• Calories : 200 calories

• Protéines : 6 g

• Glucides : 40 g

• Lipides : 2 g

• Fibres : 1 g

FILETS DE POISSON TENDRES AU FOUR

Description du Repas : Des filets de poisson tendres et délicatement assaisonnés, cuits au four pour une option saine et savoureuse.

Ingrédients :

• 4 filets de poisson (cabillaud, tilapia, morue, ou autre poisson de votre choix)

• Jus de citron

• 2 cuillères à soupe d'huile d'olive

• 2 gousses d'ail, hachées finement

• 1 cuillère à café de paprika

• Sel et poivre, selon le goût

• Herbes fraîches (persil, ciboulette) pour la garniture

Instructions :

1. Préchauffez le four à 200°C.

2. Rincez les filets de poisson sous l'eau froide et épongez-les avec du papier absorbant.

3. Disposez les filets dans un plat de cuisson légèrement graissé.

4. Arrosez les filets de jus de citron pour une touche de

fraîcheur.

5. Dans un bol, mélangez l'huile d'olive, l'ail haché, le paprika, le sel et le poivre pour créer une marinade.

6. Badigeonnez les filets de poisson avec la marinade, en veillant à bien les enrober.

7. Cuisez au four pendant environ 15 à 20 minutes, ou jusqu'à ce que le poisson soit opaque et s'effiloche facilement à la fourchette.

8. Garnissez de fines herbes fraîches comme du persil ou de la ciboulette avant de servir.

Conseils :

• Ajoutez des tranches de citron sur les filets pendant la cuisson pour plus de saveur.

• Servez avec du riz, des légumes grillés ou une salade pour un repas équilibré.

Informations Nutritionnelles (pour une portion) :

• Calories : 150 calories

• Protéines : 20 g

• Glucides : 1 g

• Lipides : 7 g

• Fibres : 0 g

CAROTTES PELÉES ET CUITES

Description du Plat : Des carottes tendres, pelées et cuites à la perfection, offrant une option d'accompagnement saine et délicieuse.

Ingrédients :

• 4 à 6 carottes, pelées et coupées en morceaux ou en rondelles

• 2 cuillères à soupe de beurre

• 1 cuillère à soupe de miel (facultatif)

• Sel et poivre, selon le goût

• Persil frais, haché (pour la garniture)

Instructions :

1. Épluchez les carottes et coupez-les en morceaux ou en rondelles selon vos préférences.

2. Dans une casserole, faites fondre le beurre à feu moyen.

3. Ajoutez les carottes dans la casserole et faites-les revenir pendant quelques minutes, en les remuant pour bien les enrober de beurre.

4. Réduisez le feu à moyen-doux, couvrez la casserole et laissez cuire les carottes jusqu'à ce qu'elles soient tendres. Cela prend généralement 15 à 20 minutes, en fonction de la

taille des morceaux.

5. Si désiré, ajoutez du miel pour une touche sucrée. Remuez les carottes pour bien les enrober du miel.

6. Assaisonnez avec du sel et du poivre selon votre goût.

7. Une fois les carottes cuites, retirez-les de la casserole et disposez-les dans un plat de service.

8. Garnissez de persil frais haché avant de servir.

Conseils :

• Ajoutez une pincée de cannelle ou de muscade pour une saveur différente.

• Garnissez de graines de sésame pour une touche de croquant.

Informations Nutritionnelles (pour une portion) :

• Calories : 80 calories

• Protéines : 1 g

• Glucides : 12 g

• Lipides : 4 g

• Fibres : 3 g

BOUILLON DE POULET MAISON

Description du Plat : Un bouillon de poulet maison, riche en saveurs et en nutriments, parfait pour la cuisine, les soupes et les sauces.

Ingrédients :

• 1 carcasse de poulet rôtie (reste de poulet rôti)

• 2 carottes, coupées en gros morceaux

• 2 branches de céleri, coupées en gros morceaux

• 1 oignon, pelé et coupé en quartiers

• 3 gousses d'ail, écrasées

• 1 bouquet garni (thym, persil, feuille de laurier)

• 10 grains de poivre noir

• Sel, selon le goût

• Environ 4 litres d'eau

Instructions :

1. Placez la carcasse de poulet rôtie dans une grande marmite.

2. Ajoutez les carottes, le céleri, l'oignon, l'ail, le bouquet garni et les grains de poivre.

3. Versez suffisamment d'eau pour couvrir les ingrédients.

4. Portez le tout à ébullition, puis réduisez le feu pour laisser mijoter à feu doux.

5. Pendant la cuisson, retirez régulièrement l'écume qui remonte à la surface.

6. Laissez mijoter le bouillon pendant au moins 1 à 2 heures pour permettre aux saveurs de se développer.

7. Ajoutez du sel selon votre goût.

8. Une fois le bouillon prêt, filtrez-le à travers une passoire fine pour retirer les solides.

9. Laissez refroidir le bouillon avant de le stocker au réfrigérateur ou au congélateur.

Conseils :

• Vous pouvez ajouter d'autres légumes comme des poireaux ou des poivrons pour varier les saveurs.

• Pour un bouillon clair, évitez de remuer le bouillon pendant la cuisson.

Informations Nutritionnelles :

• Les informations nutritionnelles dépendent des ingrédients utilisés et de la quantité de sel ajoutée.

YAOURT NATURE

Description du Produit : Le yaourt nature, simple et non sucré, est une option polyvalente riche en probiotiques, parfaite pour une consommation individuelle ou comme ingrédient dans diverses recettes.

Utilisations :

1. Petit Déjeuner Équilibré :

• Servez le yaourt avec des fruits frais, du miel et des noix pour un petit déjeuner sain et nourrissant.

2. Base de Smoothie :

• Utilisez du yaourt nature comme base pour vos smoothies, en y ajoutant des fruits, des légumes et des superaliments.

3. Accompagnement de Plat Salé :

• En cuisine, le yaourt nature peut être utilisé comme garniture pour les plats salés, en particulier dans les cuisines méditerranéennes et indiennes.

4. Ingrédient de Cuisson :

• Intégrez du yaourt dans des recettes de pains, de gâteaux ou de marinades pour ajouter de la texture et de l'humidité.

5. Snack Sain :

• Mangez du yaourt nature tel quel en collation, en ajoutant éventuellement des graines de granola ou des fruits séchés.

Informations Nutritionnelles (pour une portion de 1 tasse) :

• Calories : 150 calories

• Protéines : 15 g

• Glucides : 15 g

• Lipides : 8 g

• Probiotiques : Riche en bactéries bénéfiques pour la santé digestive.

CHAPITRE QUATRE

Recettes d'aliments riches en nutriments

Saumon Grillé au Citron et à l'Aneth

Description du Plat : Un plat de saumon grillé, marqué par des saveurs fraîches de citron et d'aneth, offrant une option saine et délicieuse.

Ingrédients :

• 4 filets de saumon

• Jus de 2 citrons

• Zeste d'un citron

• 2 cuillères à soupe d'huile d'olive

• 2 cuillères à soupe d'aneth frais, haché

• Sel et poivre, selon le goût

• Tranches de citron pour la garniture

Instructions :

1. Préchauffez le grill à feu moyen.

2. Dans un bol, mélangez le jus de citron, le zeste de citron, l'huile d'olive, l'aneth haché, le sel et le poivre pour créer la marinade.

3. Disposez les filets de saumon dans un plat peu profond et versez la marinade sur le saumon. Assurez-vous que chaque filet est bien enrobé.

4. Laissez mariner le saumon pendant environ 15 à 30 minutes au réfrigérateur.

5. Graissez légèrement la grille du grill pour éviter que le poisson ne colle.

6. Placez les filets de saumon sur le grill chaud, peau vers le

bas, et cuisez-les pendant environ 4 à 5 minutes de chaque côté, ou jusqu'à ce que le saumon soit cuit à point.

7. Garnissez de tranches de citron avant de servir.

Conseils :

• Pour une variante, ajoutez une pincée de piment rouge écrasé à la marinade pour une légère chaleur.

• Servez le saumon grillé avec une salade légère ou des légumes grillés.

Informations Nutritionnelles (pour une portion) :

• Calories : 250 calories

• Protéines : 25 g

• Glucides : 2 g

• Lipides : 16 g

• Oméga-3 : Riche en acides gras oméga-3 bénéfiques pour la santé cardiaque.

SALADE DE QUINOA AUX LÉGUMES

Description du Plat : Une salade légère et nutritive à base de quinoa, agrémentée de légumes frais, parfaite en tant que plat principal ou en accompagnement.

Ingrédients :

• 1 tasse de quinoa, cuit et refroidi

• 1 concombre, coupé en dés

• 1 poivron rouge, coupé en dés

• 1 tomate, coupée en dés

• 1 avocat, coupé en dés

• 1/2 oignon rouge, finement haché

• 1/4 tasse de persil frais, haché

• Jus de 2 citrons

• 3 cuillères à soupe d'huile d'olive

• Sel et poivre, selon le goût

• Feta émietté (en option, pour garnir)

Instructions :

1. Dans un grand saladier, mélangez le quinoa cuit, le concombre, le poivron rouge, la tomate, l'avocat, l'oignon rouge et le persil.

2. Dans un petit bol, préparez la vinaigrette en mélangeant le jus de citron, l'huile d'olive, le sel et le poivre.

3. Versez la vinaigrette sur la salade et mélangez délicatement pour bien enrober tous les ingrédients.

4. Si vous le souhaitez, ajoutez du fromage feta émietté pour une touche de saveur salée.

5. Réfrigérez la salade pendant au moins 30 minutes avant de servir pour permettre aux saveurs de se mélanger.

Conseils :

• Ajoutez des olives noires dénoyautées pour une saveur méditerranéenne.

• Intégrez des graines de tournesol ou de citrouille pour plus de croquant.

Informations Nutritionnelles (pour une portion) :

• Calories : 300 calories

• Protéines : 7 g

• Glucides : 30 g

• Lipides : 18 g

• Fibres : 7 g

SMOOTHIE ÉPINARDS ET BAIES

Description du Smoothie : Un smoothie vert rafraîchissant associant la fraîcheur des épinards aux saveurs sucrées des baies, créant une boisson saine et délicieuse.

Ingrédients :

• 1 tasse d'épinards frais

• 1/2 tasse de fraises, congelées de préférence

• 1/2 tasse de myrtilles, congelées de préférence

• 1 banane, de préférence congelée en tranches

• 1/2 tasse de yaourt grec nature

• 1 tasse de lait d'amande (ou un autre lait de votre choix)

• 1 cuillère à soupe de miel (facultatif, selon la douceur désirée)

• Glace (facultatif, pour une consistance plus froide)

Instructions :

1. Placez les épinards, les fraises, les myrtilles, la banane, le yaourt grec et le lait d'amande dans un blender.

2. Ajoutez le miel selon votre préférence de sucré.

3. Si vous préférez une consistance plus froide, ajoutez quelques glaçons dans le blender.

4. Mélangez à haute vitesse jusqu'à obtenir une texture lisse et crémeuse.

5. Goûtez et ajustez la douceur en ajoutant plus de miel si nécessaire.

6. Versez le smoothie dans un verre et dégustez immédiatement.

Conseils :

• Pour une touche supplémentaire de nutriments, ajoutez une cuillère à soupe de graines de chia ou de graines de lin.

• Vous pouvez personnaliser ce smoothie en ajoutant d'autres fruits comme des framboises ou des morceaux de mangue.

Informations Nutritionnelles (pour une portion) :

• Calories : 250 calories

• Protéines : 10 g

• Glucides : 50 g

• Lipides : 5 g

• Fibres : 8 g

SAUTÉ DE DINDE MAIGRE AUX LÉGUMES

Description du Plat : Un sauté rapide et sain associant de la dinde maigre à une variété de légumes croquants, offrant une option équilibrée et délicieuse.

Ingrédients :

- 500 g de dinde hachée maigre

- 2 cuillères à soupe d'huile d'olive

- 3 gousses d'ail, hachées

- 1 oignon, coupé en lamelles

- 1 poivron rouge, coupé en lanières

- 1 brocoli, coupé en petits bouquets

- 1 carotte, coupée en fines rondelles

- 1 courgette, coupée en demi-lunes

- 1/4 tasse de sauce soja réduite en sodium

- 1 cuillère à soupe de miel

- 1 cuillère à soupe de gingembre frais, râpé

- 2 cuillères à soupe de sauce d'huître

- Poivre noir, selon le goût

- 2 cuillères à soupe de graines de sésame (pour la garniture, facultatif)

- 3 oignons verts, hachés (pour la garniture)

Instructions :

1. Dans une grande poêle ou un wok, chauffez l'huile d'olive à feu moyen-élevé.

2. Ajoutez l'ail haché et l'oignon, et faites-les sauter jusqu'à ce qu'ils soient légèrement dorés.

3. Ajoutez la dinde hachée dans la poêle et faites-la cuire jusqu'à ce qu'elle soit bien dorée et cuite à point.

4. Ajoutez les légumes (poivron rouge, brocoli, carotte, courgette) et faites-les sauter pendant quelques minutes jusqu'à ce qu'ils soient tendres mais encore croquants.

5. Dans un petit bol, mélangez la sauce soja, le miel, le gingembre râpé et la sauce d'huître.

6. Versez la sauce sur le mélange de dinde et de légumes, et remuez bien pour enrober tous les ingrédients.

7. Assaisonnez avec du poivre noir selon votre goût.

8. Laissez mijoter pendant quelques minutes jusqu'à ce que la sauce épaississe légèrement.

9. Garnissez le sauté de dinde et de légumes avec des graines de sésame et des oignons verts hachés avant de servir.

Conseils :

- Servez le sauté sur du riz complet ou du quinoa pour un repas complet.

- Ajoutez des piments rouges émincés si vous aimez un plat plus épicé.

Informations Nutritionnelles (pour une portion) :

• Calories : 350 calories

• Protéines : 30 g

• Glucides : 20 g

• Lipides : 15 g

• Fibres : 5 g

PURÉE DE PATATES DOUCES

Description du Plat : Une purée veloutée de patates douces, légèrement sucrée, offrant une alternative délicieuse et nutritive à la purée de pommes de terre traditionnelle.

Ingrédients :

• 4 patates douces, pelées et coupées en morceaux

• 2 cuillères à soupe de beurre non salé

• 1/4 tasse de lait (de vache ou lait végétal)

• Sel et poivre, selon le goût

• Une pincée de cannelle (facultatif, pour une saveur supplémentaire)

Instructions :

1. Placez les morceaux de patates douces dans une casserole et couvrez-les d'eau. Ajoutez une pincée de sel.

2. Portez l'eau à ébullition, puis réduisez le feu et laissez mijoter jusqu'à ce que les patates douces soient tendres (environ 15-20 minutes).

3. Égouttez les patates douces cuites et placez-les dans un grand bol.

4. Ajoutez le beurre dans le bol avec les patates douces chaudes. Le beurre va fondre et se mélanger aux patates

douces.

5. Utilisez un presse-purée ou une fourchette pour écraser les patates douces jusqu'à obtenir une purée lisse.

6. Ajoutez progressivement le lait tout en continuant à écraser les patates douces jusqu'à obtenir la consistance souhaitée.

7. Assaisonnez avec du sel et du poivre selon votre goût. Ajoutez une pincée de cannelle si vous souhaitez une saveur légèrement épicée et sucrée.

8. Mélangez bien tous les ingrédients jusqu'à ce qu'ils soient parfaitement combinés.

9. Servez la purée de patates douces chaude.

Conseils :

• Pour une version plus saine, utilisez du lait faible en gras ou du lait d'amande non sucré.

• Ajoutez une cuillère à soupe de miel ou de sirop d'érable pour une touche sucrée supplémentaire.

Informations Nutritionnelles (pour une portion) :

• Calories : 200 calories

• Protéines : 2 g

• Glucides : 40 g

• Lipides : 4 g

• Fibres : 6 g

SALADE D'AVOCAT ET DE CREVETTES

Description du Plat : Une salade fraîche et satisfaisante mettant en vedette des avocats crémeux et des crevettes savoureuses, parfaitement équilibrée en saveurs et textures.

Ingrédients :

- 200 g de crevettes cuites, décortiquées

- 2 avocats mûrs, coupés en tranches

- 1 tasse de tomates cerises, coupées en deux

- 1 concombre, coupé en dés

- 1/4 tasse d'oignons rouges, finement hachés

- Jus de 2 citrons

- 2 cuillères à soupe d'huile d'olive extra vierge

- 1 gousse d'ail, hachée

- Sel et poivre, selon le goût

- Feuilles de laitue ou épinards (pour la présentation)

- Persil frais, haché (pour la garniture)

Instructions :

1. Dans un grand bol, combinez les crevettes cuites, les tranches d'avocat, les tomates cerises, le concombre et les

oignons rouges.

2. Dans un petit bol, préparez la vinaigrette en mélangeant le jus de citron, l'huile d'olive, l'ail haché, le sel et le poivre.

3. Versez la vinaigrette sur la salade et mélangez délicatement pour bien enrober tous les ingrédients.

4. Réfrigérez la salade pendant environ 15 à 30 minutes pour permettre aux saveurs de se marier.

5. Au moment de servir, disposez la salade sur des feuilles de laitue ou d'épinards.

6. Garnissez de persil frais haché pour une touche de fraîcheur.

Conseils :

• Ajoutez une pincée de piment rouge écrasé pour une touche épicée.

• Servez la salade avec des quartiers de citron supplémentaires pour ceux qui aiment une acidité supplémentaire.

Informations Nutritionnelles (pour une portion) :

• Calories : 300 calories

• Protéines : 20 g

• Glucides : 15 g

• Lipides : 20 g

• Fibres : 8 g

CHOUX DE BRUXELLES RÔTIS

Description du Plat : Des choux de Bruxelles rôtis au four, délicieusement croustillants à l'extérieur et tendres à l'intérieur, avec une touche de saveur sucrée.

Ingrédients :

• 500 g de choux de Bruxelles, coupés en deux

• 2 cuillères à soupe d'huile d'olive

• 2 cuillères à soupe de sirop d'érable

• Sel et poivre, selon le goût

• 2 cuillères à soupe de parmesan râpé (facultatif, pour la garniture)

Instructions :

1. Préchauffez le four à 220°C.

2. Dans un grand bol, mélangez les choux de Bruxelles coupés en deux avec l'huile d'olive et le sirop d'érable. Assaisonnez avec du sel et du poivre selon votre goût.

3. Disposez les choux de Bruxelles sur une plaque de cuisson, côté coupé vers le bas, en veillant à ne pas les entasser pour favoriser une cuisson uniforme.

4. Rôtissez au four pendant environ 20 à 25 minutes, ou jusqu'à ce que les choux de Bruxelles soient dorés et

croustillants à l'extérieur.

5. À mi-cuisson, remuez légèrement les choux de Bruxelles pour assurer une cuisson uniforme.

6. Une fois rôtis, retirez-les du four et saupoudrez de parmesan râpé si vous le souhaitez.

7. Servez les choux de Bruxelles rôtis chauds en accompagnement ou en plat d'accompagnement.

Conseils :

• Ajoutez une poignée de noix hachées pendant les dernières minutes de cuisson pour une touche de croquant.

• Arrosez d'un filet de vinaigre balsamique avant de servir pour une saveur acidulée.

Informations Nutritionnelles (pour une portion) :

• Calories : 150 calories

• Protéines : 5 g

• Glucides : 15 g

• Lipides : 8 g

• Fibres : 6 g

PUDDING DE GRAINES DE CHIA

Description du Dessert : Un dessert sain et délicieux à base de graines de chia, créant une texture onctueuse et une multitude d'options de garnitures.

Ingrédients :

• 1/4 tasse de graines de chia

• 1 tasse de lait d'amande (ou tout autre lait de votre choix)

• 1 cuillère à soupe de sirop d'érable (ou plus selon la préférence)

• 1/2 cuillère à café d'extrait de vanille

• Fruits frais (fraises, myrtilles, mangue, etc., pour la garniture)

• Noix hachées (amandes, noix, noisettes, etc., pour la garniture)

• Miel ou sirop d'érable (pour la garniture, facultatif)

Instructions :

1. Dans un bol, mélangez les graines de chia, le lait d'amande, le sirop d'érable et l'extrait de vanille.

2. Remuez bien la préparation pour vous assurer que les graines de chia sont bien réparties.

3. Laissez reposer le mélange au réfrigérateur pendant au

moins 2 heures, idéalement toute la nuit, pour permettre aux graines de chia de gonfler et d'obtenir une consistance de pudding.

4. Remuez le pudding avant de le servir pour vous assurer que la texture est uniforme.

5. Ajoutez des fruits frais et des noix hachées sur le dessus du pudding au moment de servir.

6. Si vous le souhaitez, ajoutez un filet de miel ou de sirop d'érable pour une touche sucrée supplémentaire.

Conseils :

• Expérimentez avec différentes saveurs en ajoutant une pincée de cannelle, de cacao en poudre ou de matcha au mélange de graines de chia.

• Variez les garnitures en fonction de la saison et de vos préférences.

Informations Nutritionnelles (pour une portion) :

• Calories : 200 calories

• Protéines : 6 g

• Glucides : 20 g

• Lipides : 10 g

• Fibres : 10 g

BROCHETTES DE DINDE ET DE LÉGUMES

Description du Plat : Des brochettes colorées et savoureuses associant des morceaux de dinde tendre et une variété de légumes grillés.

Ingrédients :

• 500 g de filets de dinde, coupés en cubes

• 1 poivron rouge, coupé en morceaux

• 1 poivron vert, coupé en morceaux

• 1 oignon rouge, coupé en quartiers

• 1 courgette, coupée en rondelles

• Champignons, si désiré

• Marinade : 3 cuillères à soupe d'huile d'olive, jus de 1 citron, 2 gousses d'ail hachées, herbes de Provence, sel et poivre

Instructions :

1. Préparez la marinade en mélangeant l'huile d'olive, le jus de citron, l'ail haché, les herbes de Provence, le sel et le poivre dans un bol.

2. Coupez la dinde en cubes et placez-les dans un plat.

Versez la marinade sur la dinde et assurez-vous que chaque morceau est bien enrobé. Laissez mariner pendant au moins 30 minutes.

3. Préchauffez le grill à feu moyen-élevé.

4. Enfilez alternativement les morceaux de dinde marinée, les poivrons, l'oignon, la courgette et les champignons sur des brochettes.

5. Placez les brochettes sur le grill préchauffé et faites-les cuire pendant environ 10-15 minutes, en les retournant régulièrement, jusqu'à ce que la dinde soit bien cuite et que les légumes soient légèrement grillés.

6. Assurez-vous que la dinde atteigne une température interne de 74°C pour garantir une cuisson complète.

7. Retirez les brochettes du grill et laissez-les reposer quelques minutes avant de servir.

Conseils :

• Variez les légumes en fonction de la saison et de vos préférences.

• Ajoutez des herbes fraîches comme du persil ou de la coriandre avant de servir.

Informations Nutritionnelles (pour une portion) :

• Calories : 250 calories

• Protéines : 30 g

• Glucides : 10 g

• Lipides : 10 g

• Fibres : 3 g

PARFAIT AU YAOURT GREC AVEC DES BAIES

Description du Dessert : Un dessert rafraîchissant et sain composé de couches de yaourt grec onctueux et de baies fraîches, créant une combinaison délicieuse et colorée.

Ingrédients :

• 1 tasse de yaourt grec nature

• 1 cuillère à soupe de miel (ou sirop d'érable)

• 1/2 tasse de fraises, coupées en tranches

• 1/2 tasse de myrtilles

• 1/4 tasse de granola

• 1 cuillère à soupe d'amandes effilées (facultatif, pour la garniture)

• Menthe fraîche, pour la garniture

Instructions :

1. Dans un verre ou un bol, déposez une couche de yaourt grec.

2. Arrosez d'une cuillère à soupe de miel sur la couche de yaourt.

3. Ajoutez une couche de fraises tranchées sur le yaourt.

4. Ajoutez une deuxième couche de yaourt grec.

5. Ajoutez une couche de myrtilles sur le yaourt.

6. Saupoudrez de granola sur la couche de myrtilles.

7. Si désiré, ajoutez des amandes effilées pour une touche de croquant.

8. Répétez les étapes pour créer des couches supplémentaires, selon la taille de votre verre ou bol.

9. Terminez par une garniture de menthe fraîche.

10. Servez immédiatement et dégustez cette délicieuse explosion de saveurs.

Conseils :

• Variez les baies en fonction de la saison et de la disponibilité.

• Utilisez du granola maison ou de la granola sans sucre ajouté pour une option plus saine.

Informations Nutritionnelles (pour une portion) :

• Calories : 300 calories

• Protéines : 20 g

• Glucides : 30 g

• Lipides : 10 g

• Fibres : 5 g

CABILLAUD AU FOUR AUX HERBES

Description du Plat : Un plat simple et délicieux mettant en valeur la saveur délicate du cabillaud, cuit au four avec un mélange d'herbes aromatiques.

Ingrédients :

- 4 filets de cabillaud
- 2 cuillères à soupe d'huile d'olive
- Jus de 1 citron
- 2 gousses d'ail, hachées
- 1 cuillère à soupe de persil frais, haché
- 1 cuillère à soupe d'estragon frais, haché
- Sel et poivre, selon le goût
- Tranches de citron (pour la garniture)

Instructions :

1. Préchauffez le four à 200°C.

2. Placez les filets de cabillaud dans un plat de cuisson légèrement huilé.

3. Dans un petit bol, mélangez l'huile d'olive, le jus de citron, l'ail haché, le persil et l'estragon. Assaisonnez avec du sel et du poivre.

4. Versez le mélange d'herbes sur les filets de cabillaud, en vous assurant de bien les enrober.

5. Disposez quelques tranches de citron sur le dessus des filets de poisson.

6. Cuisez au four pendant environ 15-20 minutes, ou jusqu'à ce que le cabillaud soit bien cuit et puisse être facilement émietté à la fourchette.

7. En fin de cuisson, vous pouvez passer brièvement les filets sous le gril pour obtenir une surface légèrement dorée.

8. Retirez du four et servez chaud, arrosé du jus de cuisson.

Conseils :

• Accompagnez le cabillaud de riz basmati, de quinoa ou de légumes cuits à la vapeur.

• Ajoutez des herbes supplémentaires ou des zestes de citron pour intensifier les saveurs.

Informations Nutritionnelles (pour une portion) :

• Calories : 200 calories

• Protéines : 25 g

• Glucides : 2 g

• Lipides : 10 g

• Fibres : 1 g

BOUQUETS DE BROCOLI À LA VAPEUR

Description du Plat : Des bouquets de brocoli cuits à la vapeur, conservant leur couleur vibrante et leur croquant naturel, prêts à être dégustés en accompagnement ou comme ingrédient polyvalent.

Ingrédients :

• 1 brocoli frais

• Eau (pour la vapeur)

• Sel (facultatif)

Instructions :

1. Lavez soigneusement le brocoli sous l'eau froide pour enlever toute saleté ou impureté.

2. Coupez le brocoli en bouquets de taille uniforme. Si les tiges sont épaisses, vous pouvez les peler légèrement pour une cuisson plus uniforme.

3. Remplissez une casserole d'eau jusqu'à ce qu'elle atteigne juste le fond du panier à vapeur.

4. Portez l'eau à ébullition.

5. Placez les bouquets de brocoli dans le panier à vapeur, en

veillant à ne pas les entasser pour permettre une cuisson uniforme.

6. Placez le panier à vapeur sur la casserole, couvrez et laissez cuire à la vapeur pendant environ 5 à 7 minutes, ou jusqu'à ce que les bouquets de brocoli soient tendres mais conservent leur croquant.

7. Vérifiez la cuisson en insérant la pointe d'un couteau dans un bouquet. Elle devrait pénétrer facilement.

8. Retirez le panier à vapeur du dessus de la casserole et égouttez tout excès d'eau.

9. Si désiré, saupoudrez les bouquets de brocoli de sel juste avant de servir.

Conseils :

• Ajoutez un filet d'huile d'olive ou de beurre sur les bouquets de brocoli cuits à la vapeur pour une saveur supplémentaire.

• Servez les bouquets de brocoli en accompagnement d'une sauce au fromage ou d'une vinaigrette légère.

Informations Nutritionnelles (pour une portion) :

• Calories : 30 calories

• Protéines : 3 g

• Glucides : 6 g

• Lipides : 0 g

• Fibres : 3 g

PORRIDGE D'AVOINE AU BEURRE D'AMANDE

Description du Plat : Un bol réconfortant de porridge d'avoine crémeux, agrémenté de la richesse et de la saveur du beurre d'amande, créant un petit déjeuner nutritif et délicieux.

Ingrédients :

• 1/2 tasse de flocons d'avoine

• 1 tasse de lait (de vache, d'amande, ou autre lait de votre choix)

• 1 cuillère à soupe de beurre d'amande

• 1 cuillère à soupe de miel (ou sirop d'érable)

• 1/2 cuillère à café d'extrait de vanille

• Pincée de sel

• Amandes effilées ou entières (pour la garniture, facultatif)

• Tranches de banane ou autres fruits (pour la garniture)

Instructions :

1. Dans une casserole, combinez les flocons d'avoine, le lait, le beurre d'amande, le miel, l'extrait de vanille et une pincée de sel.

2. Portez le mélange à ébullition à feu moyen.

3. Réduisez le feu à doux et laissez mijoter pendant 5 à 7 minutes, en remuant fréquemment, jusqu'à ce que le porridge atteigne la consistance souhaitée.

4. Retirez la casserole du feu et laissez reposer le porridge pendant une minute pour qu'il épaississe davantage.

5. Transférez le porridge dans un bol de service.

6. Garnissez le porridge d'amandes effilées ou entières, de tranches de banane ou d'autres fruits de votre choix.

7. Ajoutez une cuillère supplémentaire de beurre d'amande sur le dessus si vous le souhaitez.

8. Servez chaud et savourez ce délicieux bol de porridge d'avoine au beurre d'amande.

Conseils :

• Ajoutez des graines de chia ou de lin pour une texture croquante supplémentaire.

• Saupoudrez de cannelle ou de cacao en poudre pour une saveur supplémentaire.

Informations Nutritionnelles (pour une portion) :

• Calories : 350 calories

• Protéines : 10 g

• Glucides : 50 g

• Lipides : 12 g

• Fibres : 8 g

POULET RÔTI AU ROMARIN

Description du Plat : Un plat classique et parfumé mettant en valeur la saveur du poulet rôti, assaisonné avec du romarin pour une touche d'arôme méditerranéen.

Ingrédients :

• 1 poulet entier (environ 1,5 kg)

• 2 cuillères à soupe d'huile d'olive

• 2 cuillères à soupe de romarin frais, haché (ou 1 cuillère à soupe de romarin séché)

• 4 gousses d'ail, émincées

• Sel et poivre, selon le goût

• 1 citron (facultatif, pour la garniture)

Instructions :

1. Préchauffez le four à 200°C.

2. Rincez le poulet à l'eau froide et séchez-le avec du papier absorbant.

3. Dans un petit bol, mélangez l'huile d'olive, le romarin haché, l'ail émincé, du sel et du poivre pour créer la marinade.

4. Badigeonnez généreusement le poulet avec la marinade, en vous assurant de couvrir toutes les surfaces.

5. Si vous le souhaitez, placez quelques tranches de citron à l'intérieur de la cavité du poulet pour une saveur supplémentaire.

6. Placez le poulet dans un plat de cuisson et attachez les pattes avec de la ficelle de cuisine si nécessaire.

7. Faites rôtir le poulet au four préchauffé pendant environ 1 à 1,5 heures, ou jusqu'à ce qu'il atteigne une température interne d'au moins 75°C.

8. En cours de cuisson, arrosez le poulet avec les jus du fond du plat pour le garder juteux.

9. Une fois rôti, retirez le poulet du four et laissez-le reposer pendant 10 minutes avant de le découper.

10. Garnissez de brins de romarin frais et servez chaud.

Conseils :

• Accompagnez le poulet rôti de légumes rôtis au four pour un repas complet.

• Utilisez le jus de cuisson pour préparer une délicieuse sauce au romarin.

Informations Nutritionnelles (pour une portion) :

• Les informations nutritionnelles varient en fonction de la taille des portions et des parties du poulet consommées.

GRATIN D'AUBERGINES ET DE TOMATES

Description du Plat : Un gratin savoureux mettant en vedette l'aubergine et les tomates, cuits au four avec des herbes et du fromage pour une expérience culinaire délicieuse.

Ingrédients :

- 2 aubergines, coupées en tranches fines
- 4 tomates, coupées en tranches
- 2 gousses d'ail, hachées
- 1 cuillère à soupe d'huile d'olive
- 1 cuillère à café d'origan séché
- 1 cuillère à café de basilic séché
- Sel et poivre, selon le goût
- 1 tasse de fromage râpé (mozzarella, parmesan, ou un mélange)
- Feuilles de basilic frais (pour la garniture)

Instructions :

1. Préchauffez le four à 180°C.

2. Dans une poêle, faites chauffer l'huile d'olive à feu moyen. Ajoutez l'ail haché et faites-le revenir pendant une minute jusqu'à ce qu'il soit parfumé.

3. Ajoutez les tranches d'aubergine à la poêle et faites-les cuire des deux côtés jusqu'à ce qu'elles soient dorées. Retirez-les de la poêle et réservez.

4. Dans un plat de cuisson, alternez les tranches d'aubergine et de tomate, en les superposant.

5. Saupoudrez d'origan, de basilic, de sel et de poivre entre chaque couche.

6. Une fois que toutes les tranches d'aubergine et de tomate sont disposées, recouvrez le gratin de fromage râpé.

7. Faites cuire au four pendant environ 25 à 30 minutes, ou jusqu'à ce que le fromage soit fondu et doré.

8. Retirez du four et laissez reposer quelques minutes avant de servir.

9. Garnissez de feuilles de basilic frais juste avant de servir.

Conseils :

• Ajoutez des olives noires ou des câpres pour une touche méditerranéenne supplémentaire.

• Servez le gratin avec une salade verte pour un repas équilibré.

Informations Nutritionnelles (pour une portion) :

• Calories : 200 calories

• Protéines : 8 g

• Glucides : 15 g

• Lipides : 12 g

• Fibres : 6 g

CHAPITRE CINQ

Recettes d'hydratation

Eau Pétillante aux Canneberges

Description de la Boisson : Une boisson rafraîchissante et pétillante alliant l'effervescence de l'eau gazeuse à la saveur acidulée des canneberges, parfaite pour étancher votre soif.

Ingrédients :

• 1 tasse de canneberges fraîches ou congelées

• 1/4 tasse de sucre (ajustez selon votre préférence)

• Eau pétillante

• Glaçons

• Zeste d'orange (facultatif, pour la garniture)

Instructions :

1. Dans une casserole, combinez les canneberges et le sucre. Ajoutez de l'eau jusqu'à ce que les canneberges soient partiellement immergées.

2. Portez le mélange à ébullition, puis réduisez le feu et laissez mijoter pendant environ 5 minutes, jusqu'à ce que les canneberges éclatent et que le sucre soit dissous. Laissez le sirop de canneberge refroidir.

3. Filtrez le sirop de canneberge pour retirer les canneberges solides, laissant uniquement le sirop.

4. Dans un verre, versez 2 à 3 cuillères à soupe de sirop de canneberge.

5. Ajoutez de l'eau pétillante dans le verre, en ajustant la quantité selon votre préférence.

6. Remuez délicatement pour mélanger le sirop de canneberge et l'eau pétillante.

7. Ajoutez des glaçons pour plus de fraîcheur.

8. Garnissez d'un zeste d'orange si vous souhaitez ajouter une touche d'agrume.

9. Servez immédiatement et profitez de cette boisson pétillante aux canneberges.

Conseils :

• Ajoutez une branche de romarin ou quelques feuilles de menthe pour une note aromatique.

• Utilisez de l'eau gazeuse aromatisée aux agrumes pour une variante de saveur.

SMOOTHIE AU THÉ VERT

Description du Smoothie : Un smoothie rafraîchissant et énergisant combinant la saveur subtile du thé vert avec la douceur des fruits, créant une boisson saine et délicieuse.

Ingrédients :

- 1 tasse de thé vert infusé et refroidi
- 1 banane, congelée en morceaux
- 1 tasse d'épinards frais
- 1/2 tasse d'ananas frais ou congelé, coupé en morceaux
- 1/2 avocat
- Miel ou sirop d'érable (facultatif, pour sucrer selon le goût)
- Glaçons (facultatif)

Instructions :

1. Infusez une tasse de thé vert et laissez-le refroidir. Vous pouvez également utiliser du thé vert déjà préparé et refroidi.

2. Dans un mixeur, combinez le thé vert refroidi, les morceaux de banane congelée, les épinards, l'ananas et l'avocat.

3. Ajoutez du miel ou du sirop d'érable si vous souhaitez sucrer le smoothie.

4. Si vous préférez une texture plus froide, ajoutez des glaçons.

5. Mélangez le tout jusqu'à obtenir une consistance lisse et crémeuse.

6. Goûtez et ajustez la quantité de sucre selon vos préférences.

7. Versez le smoothie dans un verre et dégustez-le immédiatement.

Conseils :

• Pour une option plus protéinée, ajoutez une cuillère à soupe de protéines en poudre sans saveur.

• Ajoutez une poignée de menthe fraîche pour une touche rafraîchissante.

Informations Nutritionnelles (pour une portion) :

• Calories : 200 calories

• Protéines : 3 g

• Glucides : 30 g

• Lipides : 8 g

• Fibres : 6 g

EAU FRAMBOISE-CITRON

Description de la Boisson : Une boisson rafraîchissante et légère alliant la douceur des framboises à la vivacité du citron, offrant une expérience hydratante et délicieuse.

Ingrédients :

• 1 tasse de framboises fraîches ou congelées

• Tranches de citron

• Eau filtrée

• Glace (facultatif)

• Feuilles de menthe (facultatif, pour la garniture)

Instructions :

1. Dans un pichet, ajoutez les framboises fraîches ou congelées.

2. Ajoutez des tranches de citron dans le pichet pour intensifier la saveur.

3. Remplissez le pichet avec de l'eau filtrée.

4. Si vous le souhaitez, ajoutez des glaçons pour une boisson plus fraîche.

5. Remuez légèrement pour mélanger les ingrédients.

6. Placez le pichet au réfrigérateur et laissez reposer

pendant au moins une heure pour permettre aux saveurs de se mélanger.

7. Servez l'eau framboise-citron dans des verres sur de la glace si désiré.

8. Garnissez chaque verre de feuilles de menthe pour une touche aromatique supplémentaire.

9. Dégustez cette boisson désaltérante et parfumée.

Conseils :

• Vous pouvez écraser légèrement les framboises à l'aide d'une cuillère en bois pour libérer davantage de saveurs.

• Préparez une grande quantité et conservez-la au réfrigérateur pour une hydratation rapide.

Informations Nutritionnelles (pour une portion) :

• Calories : 10 calories

• Glucides : 3 g

• Fibres : 2 g

• Vitamine C : Excellente source

SMOOTHIE ANANAS ET NOIX DE COCO

Description du Smoothie : Un smoothie tropical et crémeux combinant la douceur de l'ananas avec la richesse de la noix de coco, offrant une boisson exotique et délicieuse.

Ingrédients :

• 1 tasse d'ananas frais ou congelé, coupé en morceaux

• 1/2 tasse de lait de coco

• 1/2 tasse de yaourt à la noix de coco

• 1 banane, congelée en morceaux

• 1 cuillère à soupe de miel (facultatif, selon la douceur souhaitée)

• Glaçons (facultatif)

Instructions :

1. Dans un mixeur, ajoutez les morceaux d'ananas, le lait de coco, le yaourt à la noix de coco et la banane congelée.

2. Ajoutez du miel si vous souhaitez sucrer le smoothie, en ajustant selon votre goût.

3. Si vous préférez une texture plus froide, ajoutez des glaçons.

4. Mélangez le tout à haute vitesse jusqu'à obtention d'une consistance lisse et crémeuse.

5. Goûtez et ajustez la quantité de miel si nécessaire.

6. Versez le smoothie dans un verre et servez-le immédiatement.

Conseils :

• Garnissez le smoothie de flocons de noix de coco râpée pour une touche de croquant.

• Ajoutez une poignée d'épinards frais pour une version verte plus nutritive.

Informations Nutritionnelles (pour une portion) :

• Calories : 250 calories

• Protéines : 3 g

• Glucides : 40 g

• Lipides : 10 g

• Fibres : 5 g

INFUSION DE CAMOMILLE

Description de la Boisson : Une tisane apaisante à la camomille, réputée pour ses propriétés relaxantes, offrant une boisson légère et calmante parfaite pour se détendre.

Ingrédients :

• 1 sachet d'infusion de camomille ou 1 à 2 cuillères à café de fleurs de camomille séchées

• Eau bouillante

• Tranches de citron (facultatif, pour la garniture)

• Miel (facultatif, pour sucrer selon le goût)

Instructions :

1. Portez de l'eau à ébullition.

2. Placez un sachet d'infusion de camomille ou les fleurs de camomille séchées dans une tasse.

3. Versez l'eau bouillante sur les fleurs de camomille.

4. Laissez infuser pendant 5 à 7 minutes pour permettre aux saveurs de se libérer.

5. Retirez le sachet d'infusion ou filtrez les fleurs de camomille.

6. Ajoutez du miel si vous souhaitez sucrer la tisane, en ajustant selon votre préférence.

7. Garnissez éventuellement d'une tranche de citron pour une note fraîche.

8. Remuez légèrement et laissez la tisane refroidir légèrement avant de déguster.

Conseils :

• Ajoutez une pincée de cannelle pour une saveur supplémentaire.

• Sirotez cette tisane le soir pour favoriser la détente avant le coucher.

Informations Nutritionnelles : La camomille est surtout appréciée pour ses propriétés apaisantes et n'est pas consommée principalement pour ses valeurs nutritionnelles. C'est une boisson idéale pour se détendre et profiter d'un moment paisible.

EAU CONCOMBRE ET CITRON

Description de la Boisson : Une infusion d'eau rafraîchissante, associant la fraîcheur du concombre à la vivacité du citron, créant une boisson hydratante et délicieuse.

Ingrédients :

• 1/2 concombre, tranché

• 1 citron, tranché

• Eau filtrée

• Glace (facultatif)

• Feuilles de menthe (facultatif, pour la garniture)

Instructions :

1. Lavez soigneusement le concombre et le citron sous l'eau froide.

2. Tranchez le demi-concombre et le citron en fines rondelles.

3. Dans une carafe ou un pichet, placez les tranches de concombre et de citron.

4. Remplissez la carafe d'eau filtrée.

5. Ajoutez des glaçons si vous préférez une boisson plus fraîche.

6. Remuez légèrement pour mélanger les saveurs.

7. Placez la carafe au réfrigérateur et laissez reposer pendant au moins une heure pour permettre aux saveurs de se mélanger.

8. Servez l'eau concombre et citron dans des verres sur de la glace si désiré.

9. Garnissez chaque verre de feuilles de menthe pour une touche aromatique.

10. Dégustez cette boisson hydratante et rafraîchissante.

Conseils :

• Ajoutez quelques tranches de gingembre pour une saveur supplémentaire.

• Variez les proportions de concombre et de citron selon vos préférences de goût.

Informations Nutritionnelles : Cette boisson est principalement une excellente source d'hydratation et apporte une légère saveur naturelle du concombre et du citron. Elle est faible en calories et constitue une alternative saine aux boissons sucrées.

SPRITZER À L'ORANGE ET AU CITRON VERT

Description de la Boisson : Un spritzer pétillant et rafraîchissant, mariant la douceur de l'orange à l'acidité du citron vert, créant une boisson estivale légère et délicieuse.

Ingrédients :

- Jus d'orange frais (environ 1 tasse)

- Jus de citron vert frais (environ 1/2 tasse)

- Eau pétillante

- Glace

- Tranches d'orange et de citron vert (pour la garniture)

- Feuilles de menthe (facultatif, pour la garniture)

Instructions :

1. Pressez suffisamment d'oranges pour obtenir environ 1 tasse de jus d'orange frais.

2. Pressez les citrons verts pour obtenir environ 1/2 tasse de jus de citron vert frais.

3. Dans un pichet, mélangez le jus d'orange et le jus de citron vert.

4. Ajoutez de l'eau pétillante dans le pichet selon votre préférence de force.

5. Remuez délicatement pour mélanger les jus et l'eau pétillante.

6. Ajoutez de la glace dans les verres de service.

7. Versez le mélange d'agrumes sur la glace dans chaque verre.

8. Garnissez avec des tranches d'orange et de citron vert.

9. Ajoutez des feuilles de menthe pour une touche de fraîcheur (si désiré).

10. Remuez légèrement avant de déguster ce spritzer pétillant et fruité.

Conseils :

• Si vous préférez une version sucrée, ajoutez un peu de sirop d'érable ou de sirop d'agave.

• Expérimentez en ajoutant des baies fraîches pour une touche supplémentaire de saveur.

Informations Nutritionnelles : Cette boisson est légère en calories, riche en vitamine C grâce aux agrumes frais, et constitue une excellente option pour se rafraîchir lors des journées chaudes.

THÉ À LA MENTHE GLACÉ

Description de la Boisson : Un thé à la menthe rafraîchissant et glacé, parfait pour se détendre lors des journées chaudes, associant la fraîcheur de la menthe à la vivacité du thé.

Ingrédients :

• 4 à 5 sachets de thé à la menthe (ou 4 à 5 cuillères à café de feuilles de thé à la menthe séchées)

• 4 tasses d'eau bouillante

• Feuilles de menthe fraîche (pour la garniture)

• Tranches de citron (facultatif, pour la garniture)

• Glace

• Sucre (facultatif, selon les préférences)

Instructions :

1. Placez les sachets de thé à la menthe dans une théière ou un récipient résistant à la chaleur.

2. Versez 4 tasses d'eau bouillante sur les sachets de thé.

3. Laissez infuser le thé à la menthe pendant 5 à 7 minutes pour libérer les arômes.

4. Retirez les sachets de thé ou filtrez les feuilles de thé à la menthe.

5. Si vous préférez un thé sucré, ajoutez du sucre au thé chaud et remuez jusqu'à dissolution complète.

6. Laissez le thé à la menthe refroidir à température ambiante, puis placez-le au réfrigérateur pour qu'il refroidisse davantage.

7. Une fois refroidi, servez le thé à la menthe dans des verres sur de la glace.

8. Garnissez chaque verre de feuilles de menthe fraîche.

9. Ajoutez des tranches de citron pour une touche d'agrume si vous le souhaitez.

10. Remuez légèrement et savourez ce délicieux thé à la menthe glacé.

Conseils :

• Ajoutez des feuilles de menthe fraîche directement dans la théière pendant l'infusion pour une saveur plus intense.

• Expérimentez en ajoutant des rondelles de concombre pour une variante rafraîchissante.

Informations Nutritionnelles : Cette boisson est naturellement faible en calories et offre une saveur mentholée rafraîchissante.

EAU INFUSÉE AUX BAIES ET AU BASILIC

Description de la Boisson : Une boisson hydratante et rafraîchissante, mariant la douceur des baies à l'arôme herbacé du basilic, offrant une alternative délicieuse aux boissons sucrées.

Ingrédients :

- 1 tasse de baies mélangées (fraises, myrtilles, framboises)
- 5-6 feuilles de basilic frais
- Eau filtrée
- Glace
- Tranches de citron (facultatif, pour la garniture)

Instructions :

1. Lavez soigneusement les baies sous l'eau froide.

2. Dans une carafe ou un pichet, placez les baies mélangées.

3. Ajoutez les feuilles de basilic frais dans la carafe.

4. Remplissez la carafe d'eau filtrée.

5. Ajoutez de la glace si vous souhaitez une boisson plus fraîche.

6. Remuez légèrement pour mélanger les saveurs.

7. Placez la carafe au réfrigérateur et laissez reposer

pendant au moins une heure pour permettre aux saveurs de se mélanger.

8. Servez l'eau infusée aux baies et au basilic dans des verres sur de la glace si désiré.

9. Garnissez chaque verre de tranches de citron pour une touche supplémentaire de fraîcheur.

10. Profitez de cette boisson aromatique et hydratante.

Conseils :

• Pour intensifier la saveur, écrasez légèrement les baies avec une cuillère en bois.

• Variez les types de baies en fonction de la saison.

Informations Nutritionnelles : Cette boisson est faible en calories et offre une infusion naturelle de saveurs fruitées et herbacées.

CITRONNADE AU GINGEMBRE

Description de la Boisson : Une citronnade piquante et revitalisante, mariant la fraîcheur du citron à la chaleur apaisante du gingembre, offrant une boisson estivale parfaite.

Ingrédients :

• 4 à 6 citrons, pressés pour obtenir environ 1 tasse de jus de citron

• 1 à 2 cuillères à soupe de gingembre frais, pelé et râpé

• 1 tasse de sucre (ajustez selon votre préférence)

• 6 tasses d'eau

• Glaçons

• Tranches de citron et de gingembre (pour la garniture)

• Feuilles de menthe (facultatif, pour la garniture)

Instructions :

1. Dans une casserole, combinez le sucre et une tasse d'eau. Chauffez à feu moyen pour dissoudre le sucre, en remuant occasionnellement.

2. Ajoutez le gingembre râpé dans le sirop de sucre. Laissez mijoter pendant 5 minutes pour infuser la saveur du gingembre.

3. Retirez la casserole du feu et laissez le sirop de gingembre refroidir.

4. Pressez les citrons pour obtenir environ 1 tasse de jus de citron.

5. Dans une carafe, mélangez le jus de citron avec le sirop de gingembre.

6. Ajoutez 6 tasses d'eau et remuez bien.

7. Réfrigérez la citronnade pour la refroidir.

8. Une fois refroidie, servez la citronnade sur des glaçons dans des verres.

9. Garnissez chaque verre de tranches de citron, de tranches de gingembre et de feuilles de menthe (si désiré).

10. Dégustez cette citronnade au gingembre rafraîchissante.

Conseils :

• Ajustez la quantité de sucre selon vos préférences personnelles.

• Ajoutez des rondelles de citron et de gingembre dans la carafe pour une présentation élégante.

Informations Nutritionnelles : Cette citronnade au gingembre est une boisson désaltérante, riche en vitamine C et dotée des propriétés anti-inflammatoires du gingembre.

CONCLUSION

En conclusion, la maladie de Crohn représente un défi complexe pour ceux qui en sont atteints, avec des symptômes variés et parfois débilitants qui peuvent altérer significativement la qualité de vie. Cependant, la gestion de cette maladie peut être améliorée de manière significative grâce à une approche attentive du régime alimentaire.

Le régime alimentaire adapté à la maladie de Crohn joue un rôle crucial dans la réduction des symptômes et dans la promotion d'une meilleure santé digestive. En privilégiant des choix alimentaires spécifiques, tels que des aliments faibles en fibres, des protéines maigres et des alternatives sans lactose, les personnes atteintes de la maladie de Crohn peuvent atténuer l'inconfort lié à cette affection.

Il est impératif de souligner que chaque individu réagit différemment aux aliments, et donc, l'importance d'une approche personnalisée ne saurait être surestimée. Travailler en étroite collaboration avec des professionnels de la santé, y compris des diététiciens, permet d'adapter le régime alimentaire en fonction des besoins spécifiques de chaque personne, tout en garantissant un apport nutritionnel adéquat.